BEI GRIN MACHT SICH IHR WISSEN BEZAHLT

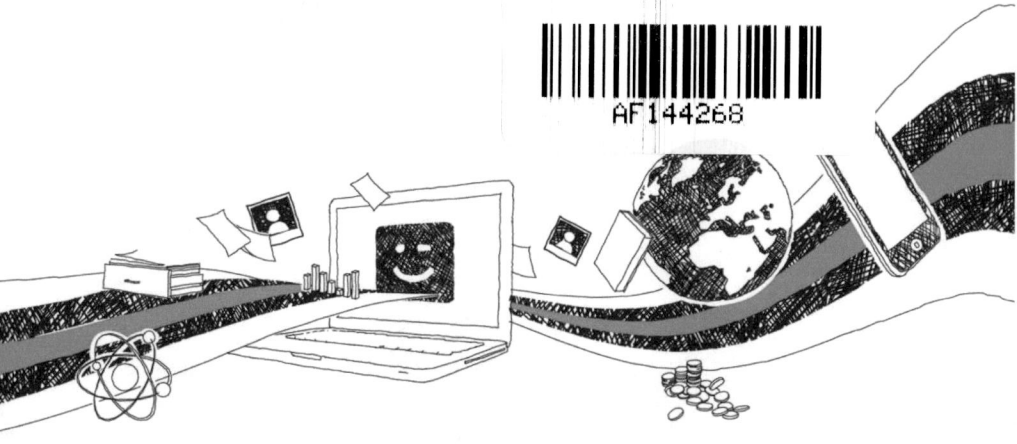

AF144268

- Wir veröffentlichen Ihre Hausarbeit,
  Bachelor- und Masterarbeit

- Ihr eigenes eBook und Buch -
  weltweit in allen wichtigen Shops

- Verdienen Sie an jedem Verkauf

Jetzt bei www.GRIN.com hochladen
und kostenlos publizieren

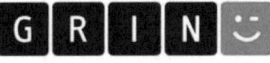

Planung eines Premium-Fitnessstudios in Dortmund

Ronnie Straßer

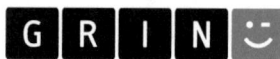

Bibliografische Information der Deutschen Nationalbibliothek:

Die Deutsche Nationalbibliothek verzeichnet diese Publikation in der Deutschen Nationalbibliografie; detaillierte bibliografische Daten sind im Internet über http://dnb.d-nb.de abrufbar.

ISBN: 9783346297082
Dieses Buch ist auch als E-Book erhältlich.

© GRIN Publishing GmbH
Nymphenburger Straße 86
80636 München

Druck und Bindung: Books on Demand GmbH, Norderstedt Germany
Gedruckt auf säurefreiem Papier aus verantwortungsvollen Quellen

Das vorliegende Werk wurde sorgfältig erarbeitet. Dennoch übernehmen Autoren und Verlag für die Richtigkeit von Angaben, Hinweisen, Links und Ratschlägen sowie eventuelle Druckfehler keine Haftung.

Das Buch bei GRIN: https://www.grin.com/document/956564

Deutsche Hochschule für
Prävention und Gesundheitsmanagement

Name, Vorname	Straßer Ronnie

Modul	Marketing I
Studiengang	Gesundheitsmanagement
Datum Präsenzphase	08.-10.10.18
Studienort	Saarbrücken
Gruppe bzw. zu bearbeitende Stadt	Dortmund
Unternehmenstyp*	**Fitnessstudio, Premium-Segment**

Inhaltsverzeichnis

1 Marktbeschreibung/- analyse

1.1 Allgemeine Informationen über den Unternehmenstyp

Das Premium-Fitnessstudio „NivFitness – Trainiere mit Niveau" wird am 01.01.2019 er-
öffnet und befindet sich in Dortmund im Stadtteil Innenstadt West. Die Hauptzielgruppe
bezieht sich auf Männer und Frauen im Alter von 40-70 Jahren, das heißt also ältere Männer und Frauen sollen angesprochen werden. Das Premium-Fitnessstudio bietet den Mit-
gliedern einen optimalen Ausgleich vom stressigen Arbeitsalltag mit Wellnessangeboten.
Zudem können Mitglieder ihre Leistungsfähigkeit bei einer großen Anzahl von Kursen
steigern. Aufgrund dieser großen Vielfalt von Kursangeboten werden verschiedene Kun-
denbedürfnisse abgedeckt. Dem Kunden wird ein breites Spektrum an gesundheitsorien-
tiertem Sport aber auch Möglichkeiten zur Kinderbetreuung von 09:00-12:00 jeden Tag
in der Woche angeboten. Die Öffnungszeiten des „NivFitness" sind Montag bis Samstag
von 07:00-22:00 und an Sonn- & Feiertagen von 09:00-20:00. Der durchschnittliche
Netto-Beitrag pro Monat ist mit 80€ sehr hoch angesiedelt, da auch eher wohlhabende
Personen, welche beruflich bereits etabliert sind, angesprochen werden sollen.

Tab. 1: Produkt- und Preispolitik

Produkte/Leistungen	Preis	Inhalt
Mitgliedschaft:		- Kurse
12 Monate Laufzeit	80€	- Gerätetraining
24 Monate Laufzeit	70€	- Seilzug, Posturomed,
		Vibrationsplatte
		- Getränke
		- Kinderbetreuung
		- Sauna & Dampfbad
		- Seminare
		- Ernährungsberatung
Kurse:	Inklusive	- Pilates
		- Bauch Beine Po
		- Rückenfit
		- Rehasport
		- Yoga
		- Indoor Cycling
		- Zumba

Produkte/Leistungen	Preis	Inhalt
		- Faszientraining
		- Bodypump
		- Nordic-Walking
Zusatzangebote:	Nach Absprache	- Firmenfitness + Wellness
	4€ für 10min.	- Solarium
	40€ für 30min.	- Massagen
	35€ für 20min.	- Lymphdrainage
	70€ für 15min.	- Stoßwellentherapie

Das Produkt oder die Dienstleistung wird durch einen Betreuer direkt an den Kunden geliefert, dadurch entstehen sehr geringe Lager- oder Transportkosten. Zudem werden die Kunden durch eine persönliche Betreuung durchgehend beraten und somit entsteht eine familiäre Atmosphäre.

1.2 Lage und Standort

Das Premium-Fitnessstudio „NivFitness – Trainiere mit Niveau" befindet sich im Stadtteil Innenstadt-West, am Tremoniapark 15, 44137 Dortmund. Um alle Leistungen optimal anbieten zu können bietet das Gebäude eine großzügige Fläche von 3500 m². Außerdem werden den Kunden genügend Parkplätze zur Verfügung gestellt, welche sich direkt vor dem Studio befinden. Umgeben ist das Premium-Segment Fitnessstudio von vielen Wohnhäusern und dem Tremoniapark, welcher sich sehr gut für einen Spaziergang nach einem stressigen Arbeitsalltag oder einer Nordic- Walking- Stunde mit einem dafür ausgebildeten Betreuer eignet. Die S-Bahn befindet sich nur wenige Kilometer von dem Unternehmen. Des Weiteren kann man das Fitnessstudio mit dem Fahrrad oder gut zu Fuß erreichen. Es grenzen Wohngebiete an das Unternehmen, welche genau die gewünschte Zielgruppe beinhalten. Nur zwei Kilometer von dem Unternehmen entfernt bieten sich mehrere Einkaufsmöglichkeiten in einem Industriegebiet, was man gut mit einem Besuch im Fitnessstudio kombinieren kann. Es bestehen Anbindungen zu einem Krankenhaus und mehreren Restaurants. Die Infrastruktur, geringe Anzahl von Mitbewerbern und der Erholungspark machen den Standort somit sehr attraktiv.

1.3 Bestimmung von zwei Marktgebieten

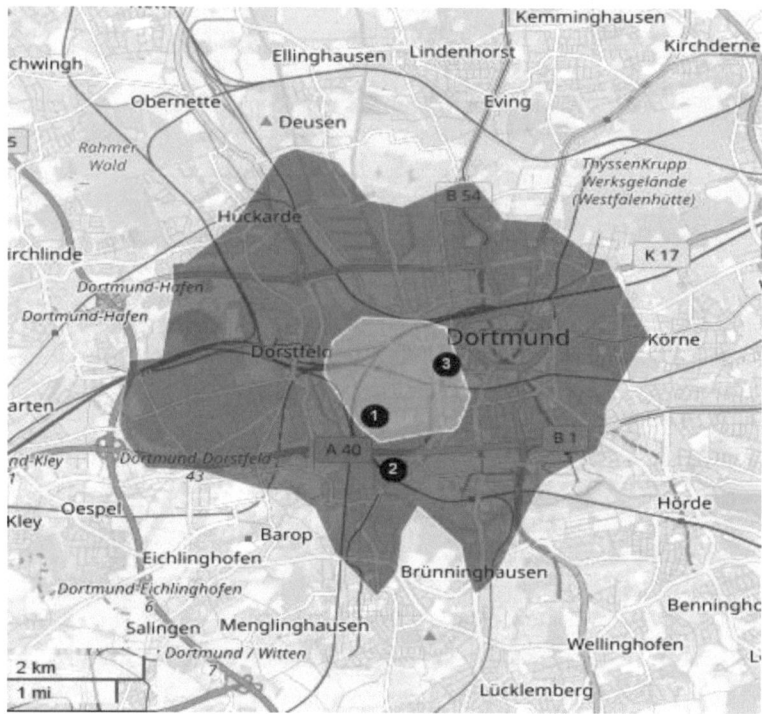

Abb. 1: Marktgebiete (Openrouteservice, 2018)

Abbildung 1 zeigt zwei Marktgebiete des Premium-Fitnessstudios „NivFitness", mithilfe von der Zeit-Distanz-Methode (Openrouteservice, 2018). Aus der Karte sind zudem die beiden stärksten Mitbewerber markiert (Nr. 2 = Orange Fitness; Nr. 3 = Sportstudio Fit Plus). Die grüne Fläche zeigt das Markgebiet 1 des „NivFitness", wohingegen die rote Fläche das zweite Marktgebiet darstellt. Markgebiet 1 stellt die Erreichbarkeit zum Standort dar, welcher hier 6 Minuten beträgt. Markgebiet 2 benötigt hingegen eine Fahrzeit von 12 Minuten. Der Maßstab beträgt 1:200000.

1.4 Makrofeldanalyse und Abschätzung des Marktpotential

Um das Marktpotential ausrechnen zu können, muss geschaut werden wie viel Prozent eines Stadtteils und damit verbunden auch die Einwohnerzahl sich in Markgebiet 1 und 2 aufhalten. Ganze Stadtbezirke werden somit also nicht mit einberechnet, nur die Stadtteile und zu wie viel Prozent sie in dem jeweiligen Markgebiet liegen.

Tab. 2: Einwohnerzahl von Marktgebiet 1 und 2 (Wikipedia, 2018)

Stadtbezirke/ Stadtteile	Einwohnerzahl (in Pers.)
Marktgebiet 1	
Innenstadt-West	
City (20%)	1825
Westfalenhalle (30%)	4626
Dorstfeld (15%)	2277
Dorstfelder Brücke (40%)	4717
Marktgebiet 2	
Innenstadt-West	
City (80%)	7302
Westfalenhalle (30%)	4626
Dorstfeld (90%)	13663
Dorstfelder Brücke (65%)	7665
Eving	(36168)
Lindenhorst (25%)	1369
Eving (10%)	2132
Hombruch	(56242)
Barop (30%)	2249
Brünninghausen (15%)	592
Huckarde	(35678)
Kirchenlinde (5%)	549
Huckarde (40%)	6623

Errechnung des Markpotenziales:

MG1 = 13445 Personen   -> 100% von MG1 = 13445 Personen

MG2 = 46770 Personen   -> 70% von MG2 = 32739 Personen

MG1 (13445) + MG2 (32739) = 46184 Personen

➡ $\dfrac{46184 \times 12}{100}$ = 5542 Personen

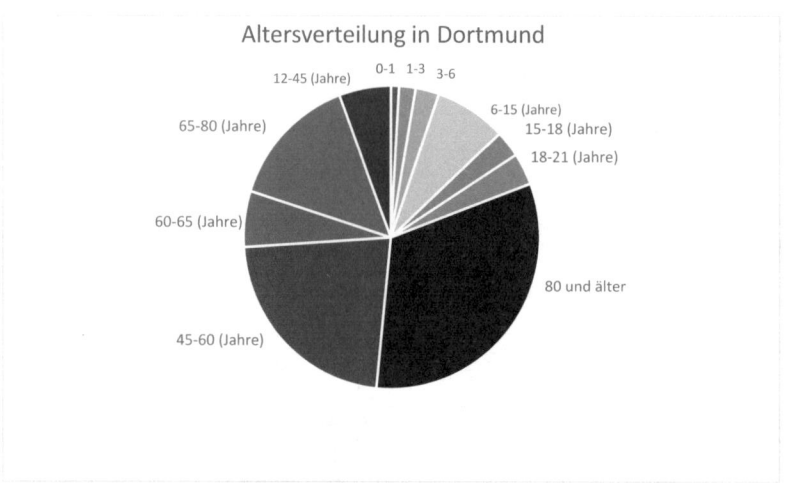

Abb. 2: Altersverteilung in Dortmund (modifiziert nach Jahresbericht Dortmund, 2016)

Die Kaufkraftsumme in Deutschland beträgt 1932500€, pro Kopf sind dies also 23322€ (IHK, 2018). In Dortmund beträgt die Kaufkraftsumme nur 12520€, was einem Kaufkraftindex von 91,3 entspricht (IHK, 2018). Die Kaufkraft sagt also das frei verfügbare Einkommen durch Abzug von unter anderem Essen und Trinken einer Person aus.

Die Arbeitslosenzahl beläuft sich auf 30731 Menschen (Stand Oktober 2018) und entspricht somit einer Arbeitslosenquote von 9,8, welches einen sehr hohen Wert darstellt (Bundesagentur für Arbeit, 2018).

1.5 Wettbewerbersanalyse

In der folgenden Tabelle wird die Positionierung der beiden stärksten Mitbewerber mit dem eigenen Unternehmen verglichen. Außerdem werden deren Stärken und Schwächen genau analysiert um Unterschiede der verschiedenen Unternehmen herauszufinden.

Tab. 3: Stärken und Schwächen des jeweiligen Fitnessstudios

Unternehmen	Positionierung	Stärken	Schwächen
NivFitness (Premium-Segment)	- Kunde steht im Mittelpunkt - breites Angebot - Zielgruppe: Männer und Frauen 40-70 J.	- hohe Anzahl von Kursen - Kombination aus Wellness und Fitness	- hohe Mitglieds-beiträge - Nicht durchgehend geöffnet
Orange-Fitness (Discount-Segment) *Quelle:* Orange-Fitness, 2018	- gesundheits-orientiertes Gruppentraining - hohe Anzahl an Kursen - niedrige Mitgliedschafts-beiträge	- qualifizierte Diplom- Sport-lehrer - umfangreicher Fitness- und Cardiopark	- Bonus tools müssen dazugebucht werden - begrenzte Öffnungszeiten
Fit-Plus (Discount-Segment) *Quelle:* Fit-Plus, 2018	- keine Zielgruppe - Wellness und Fitness - Gesundheitskurse	- niedrige Preise - Gastronomie im Fitnessstudio	- hohe Mitgliederzahl - fehlende Beratung

2 Marketingplanung

2.1 Budgetplanung

<u>„Marketingkosten pro Neukunde Methode"</u>:

Erfahrungsgemäße Marketingkosten: 60€/Neukunde

Geplante Mitgliederzahl nach dem ersten Geschäftsjahr: 1200 Mitglieder

 60€/Neukunde x 1200 Mitglieder = **72000€ Jahresmarketingbudget**

2.2 Kommunikationspolitik

Das Fitnessstudio „NivFitness" plant eine Vermarktungskampagne, welche zwei Monate vor der eigentlichen Unternehmenseröffnung stattfinden wird (01.10.18). Inhalt der Vermarktungskampagne ist ein Nordic-Walking Benefizlauf, bei dem die Erlöse an das St-Johannes-Hospital-Dortmund gespendet werden. Der Nordic-Walking Benefizlauf steht unter dem Namen „Arthrose und Gelenkschmerzen vorbeugen - für volle Mobilität im Alter" und findet am Tremoniapark statt. Um auf die Vermarktungskampagne aufmerksam zu machen, müssen Instrumente wie Werbung (Verlagsmarketing), Direktmarketing und Sponsoring im Vorfeld geplant werden. Mit dem Verlagsmarketing wird durch einen Artikel in der Zeitung (Ruhr Nachrichten) auf den Benefizlauf hingewiesen. Zudem wird eine etwas ältere Zielgruppe angesprochen, welches mit der Zielgruppe des Unternehmens übereinstimmt. Beim Sponsoring des nahegelegenen Krankenhauses hat zum Ziel, auf das eigene Unternehmen aufmerksam zu machen. Das Direktmarketing wird durch einen Informationsstand im VIP Bereich des Signal Iduna Parks (BVB) sowie in nahegelegenen Einkaufszentren dem Kunden nähergebracht. Damit wird der Kunde direkt angesprochen und es können aufkommende Fragen geklärt werden. In der folgenden Tabelle wird die Vermarktungskampagne genauer erläutert:

Tab. 4: Konzept der Vermarktungskampagne

Ziele der Kampagne	- Hauptziel: Kundengewinnung - Zielgruppe aufmerksam machen und vom Fitnessstudio überzeugen - Weiterempfehlung durch Teilnehmer des Laufs
Inhalt der Kampagne	- pro gelaufenen Kilometer 2€ vom Unternehmen an das Krankenhaus spenden (gesamt 8 Kilometer) - Tombola mit Preisen, wie z.b. kostenlosen: Massagen, Stoßwellentherapien, Hydrojetmassagen etc. - Getränke- und Speisewagen stehen zur Verfügung - Torwand steht für Kinder bereit
Zeitliche Organisation der Kampagne	- 01.07.18 Verteilung von Flyern und Plakaten + Aufbau von Informationsständen im VIP Bereich des Signal Iduna Parks, in nahgelegenen Krankenhäusern und in den nahegelegenen Einkaufszentren - 19.07.18 Artikel in der Zeitung „Ruhr Nachrichten" (täglich, bis zum Beginn der Kampagne)
Überprüfung auf Erfolg der Kampagne	- Feedbackzettel über Aspekte, die der jeweiligen Person gefallen und nicht gefallen haben

2.3 Werbeplanung

Tab. 5: Werbeplanung anhand von drei Werbemitteln

Werbemittel	Werbeträger	Begründung
Anzeige/Artikel	Zeitung	- kostspielig - hohe Erreichbarkeit - ältere Generation wird angesprochen - hohe Glaubwürdigkeit
Informationsstand	Flyer	- kostengünstig - erregt starke Aufmerksamkeit - Verteilen an den richtigen Stellen: Einkaufszentren, Krankenhäusern, etc.
Litfaßsäule	Plakate	- Größe des Plakates frei wählbar - visuell - Segmentierung der Zielgruppen

2.4 Kostenkalkulation/ Budgetvergleich bei der Werbeplanung

Tab. 6: Kostenkalkulation der Werbemaßnamen

Werbemaßnamen	Preis	Mitarbeiter	Quelle
Artikel (Ruhr Nachrichten)	911€ pro Tag; 911 x 14 = 12754€	1	Die-Zeitungen, 2018
Flyer	1000 Flyer für 19,79€	2	Vistaprint, 2018
Plakate (DIN A1)	69,89€ pro Plakat; 69,89€ x 5 = 349,45€	1	Rainbowprint, 2018
Informationsstand	190€ x 3 = 570€	2	Effekt-Messe, 2017
gesamt	13693,24€	6	
Jahresmarketingbudget: 72000 :100 x20 = 14000€	14000€		
Was bleibt übrig?	306,76€		

Ein geringer Teil (306,76€) bleibt bei der Kostenkalkulation übrig. Dieser Betrag wird an die 6 Mitarbeiter verteilt, da das Informieren beispielsweise an Informationsständen als Arbeitszeit zählt oder das Erstellen von Flyern. Des Weiteren wäre eine Optimierungs-möglichkeit das Minimieren der Werbung über die Zeitung und dafür eine Steigerung der Werbung über den persönlichen Austausch mit den Menschen am Informationsstand.

2.5 Synergieeffekte im Rahmen der Kommunikationspolitik

Es gibt unternehmensübergreifende Synergieeffekte wie z.b. dem Gerechtwerden aller Zielgruppen durch verschiedene Unternehmenstypen (Premium-Studio 40-70J., Mikro-Studio 30-50J. und Discount-Studio 18-35J.). Durch die Kombination aus Premium- und Mikro-Studio könnte man beispielsweise, wenn man im Mikro-Studio angemeldet ist gegen einen gewissen Aufpreis auch im Premium-Studio trainieren. Von großer Bedeutung ist ebenso ein ständiger Erfahrungsaustausch im Bezug auf das Kursangebot, oder auch der Nachfrage von Produkten. Dies sollte Aufgabe der Studioleitung sein, welche sich alle 2-3 Monate treffen und sich darüber auszutauschen. Ein weiterer Synergieeffekt hinsichtlich des Wiedererkennungswertes wären Sammelbestellungen von Flyern oder Plakaten, welche von der Aufbereitung auch ähnlich gestaltet sind. Nicht nur die Werbemittel können kosteneinsparend bestellt werden, auch Produkte für das Unternehmen oder Vermarktungskampagnen, welche gemeinsam organisiert werden.

3 Abschlussstatement

Dortmund gehört mit einer Fläche von 280,4 km^2 zu einem der größten Städte in Deutschland und bietet mit seiner guten Infrastruktur und Sehenswürdigkeiten, wie dem Signal Iduna Park oder der Westfalenhalle, einen attraktiven Standort für die Unternehmensgruppe. Es können weitere Synergieeffekte mit nahegelegenen Einkaufszentren, Restaurants oder aber dem Leibniz Gymnasium entstehen, durch die das Unternehmen den dort angesessenen Fitnessstudios etwas voraus ist. Natürlich sind vor allem in der Innenstadt Dortmunds bereits einige Fitnessstudios ansässig, bei diesen Studios steht meist der Preis im Vordergrund. Das „NivFitness" hingegen versucht durch einen angemessenen Preis, guter Marketingstrategie und einer hohen Qualität, Kundenwünschen gerecht zu werden. Zudem zielt das Unternehmen auf ein etwas älteres Klientel hin, da das Rentenalter immer weiter ansteigt und die Menschen somit länger mit ihren Beschwerden arbeiten müssen, würde ich das Unternehmen als zukunftsträchtig und vernünftig einzuordnen. Durch die Synergieeffekte mit den anderen Unternehmen, bin ich zuversichtlich, dass sich sowohl das Unternehmen als auch die Unternehmensgruppe auf dem Fitnessmarkt etablieren wird. Aufgrund dieser Aspekte und der starken Synergieeffekte macht es für mich Sinn alle Unternehmenstypen an ihren Standorten zu eröffnen.

4 Literaturverzeichnis

Bundesagentur für Arbeit (2018). Zugriff am 29.10.18. Verfügbar unter https://statistik.arbeitsagentur.de/Navigation/Statistik/Statistik-nach-Regionen/BA-Gebietsstruktur/Nordrhein-Westfalen/Dortmund-Nav.html

Die-Zeitungen (2018). Zugriff am 05.11.18. Verfügbar unter https://www.die-zeitungen.de/fileadmin/files/documents/Tarife_PDF_2018/mrw_2018.pdf

Effekt-Messe (2017). Zugriff am 05.11.18. Verfügbar unter http://www.effektmesse.de/messe/counter-messestand.php?artikel=57#shop

Fit-Plus (2018). Zugriff am 01.11.18. Verfügbar unter https://fit-plus.info/uber-uns

IHK (2018). Zugriff am 29.10.18. Verfügbar unter https://www.dortmund.ihk24.de/produktmarken/Interessenvertretung/zahlen_daten_fakten/Allgemeine-Kaufkraft/1506466

Openrouteservice (2018). Zugriff am 27.10.18. Verfügbar unter https://maps.openrouteservice.org/directions?n1=51.5112&n2=7.475853&n3=12&b=0&k1=en-US&k2=km

Orange-Fitness (2018). Zugriff am 01.11.18. Verfügbar unter https://www.orange-fitness.de/kursangebot/kursplan/

Jahresbericht (2016). Zugriff am 01.11.18. Verfügbar unter https://www.dortmund.de/media/p/statistik_3/statistik/veroeffentlichungen/jahresberichte/bevoelkerung_1/206_Jahresbericht_2016_Dortmunder_Bevoelkerung.pdf

Rainbow-Print (2018). Zugriff am 05.11.18. Verfügbar unter https://www.rainbowprint.de/Plakate/4-0-farbig/DIN-A1

Vistaprint (2018). Zugriff am 05.11.18. Verfügbar unter https://www.vistaprint.de/marketingmaterial/flyer?xnid=TopNav_Flyers_Advertising_Marketing+Materials&xnav=TopNav

Wikipedia (2018). Zugriff am 01.11.18. Verfügbar unter https://de.wikipedia.org/wiki/Liste_der_Dortmunder_Stadtteile

5 Abbildungs- und Tabellenverzeichnis

5.1 Abbildungsverzeichnis

5.2 Tabellenverzeichnis

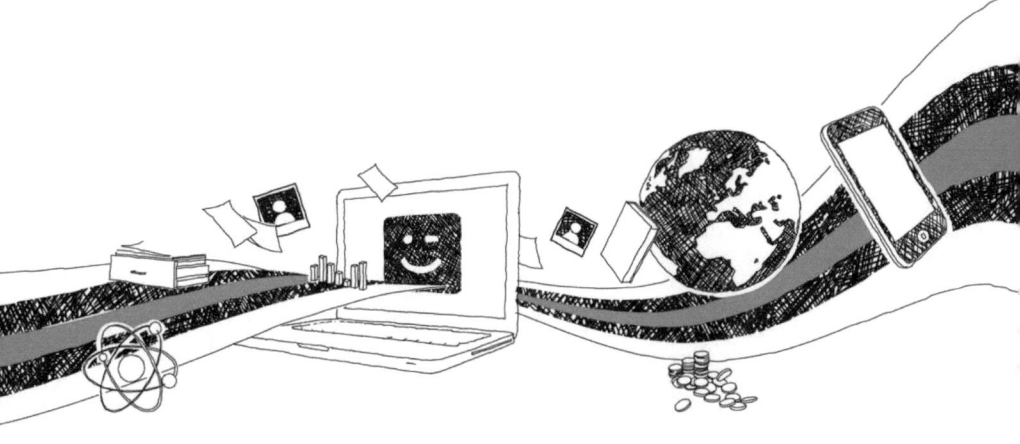
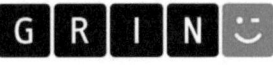